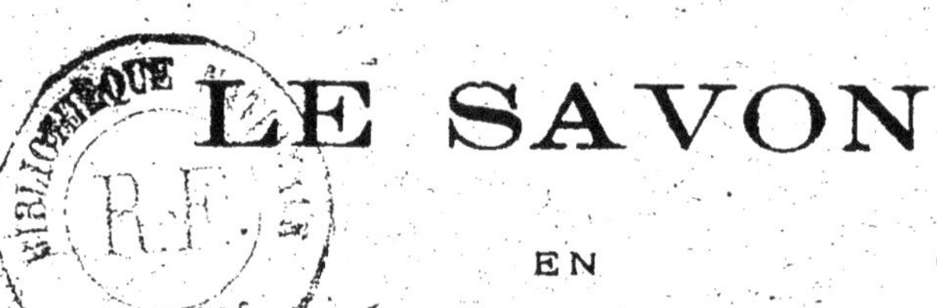

LE SAVON

EN

CHIRURGIE SEPTIQUE

Quand? — Comment? — Pourquoi?

doit-on ou ne doit-on pas employer le savon?

PAR

M. J. CAMESCASSE

Ancien interne des hôpitaux de Paris.

PARIS

OCTAVE DOIN & FILS, ÉDITEURS

8, PLACE DE L'ODÉON, 8

1917

LE SAVON

EN

CHIRURGIE SEPTIQUE

Quand ? — Comment ? — Pourquoi ?
doit-on ou ne doit-on pas employer le savon ?

PAR

M. J. CAMESCASSE
Ancien interne des hôpitaux de Paris.

Extrait du *Bulletin général de Thérapeutique*
(Nᵒˢ 15-16. — Septembre-Octobre 1917).

PARIS
OCTAVE DOIN & FILS, ÉDITEURS
8, PLACE DE L'ODÉON, 8

1917

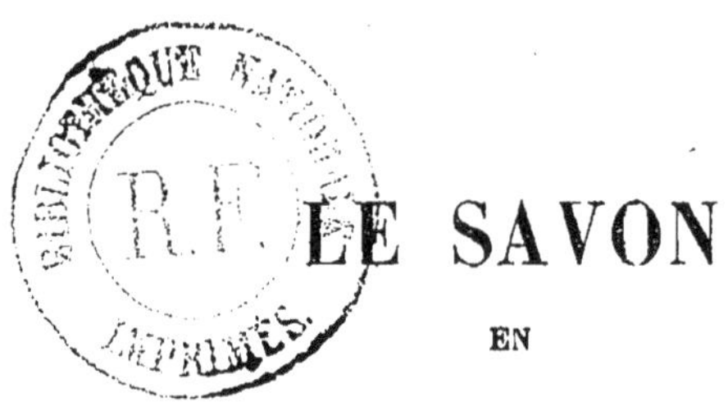

LE SAVON

EN

CHIRURGIE SEPTIQUE

Quand? — Comment? — Pourquoi?
doit-on ou ne doit-on pas employer le savon?

Par M. J. Camescasse,
Ancien interne des hôpitaux de Paris.

DÉDICACE

Je ne dédie pas cet opuscule aux maîtres de la Chirurgie, encore qu'au temps où ils étaient jeunes (où nous étions jeunes, devrais-je dire), ils aient savonné et la peau du patient et leurs mains..... jusqu'à l'excoriation.

En particulier, ces lignes n'intéressent point ceux qui peuvent faire de la chirurgie *aseptique*, soit directement sur un malade aseptique, comme c'est le cas pour une laparotomie exploratrice, soit par le moyen des antiseptiques utilisés opportunément.

Au contraire, je pense apporter ici quelques secours à ces pauvres diables qu'on appelle *les médecins de campagne* qui, eux, sont astreints à faire *le moins mal possible*, tant et tant de choses diverses, qu'ils ne peuvent vraiment passer maîtres ès arts sur aucun point.

A la vérité, l'auteur a pu, grâce au savon, organiser un milieu *acceptable*, dans lequel quelque chirurgien plus dévoué qu'audacieux, a pu pratiquer des hystérectomies par voie basse — voire même une castration (pour absence d'utérus et pontes intrapéritonéales) et d'autres — rares — laparotomies.

Mais, quoique le succès ait récompensé ses efforts de.....
propreté, cet auteur aime mieux ne pas avoir à recom-
mencer...

Au contraire, il croit savoir que le tibia broyé, par une
charrette pleine de fumier, du paysan son voisin, guérit mieux
à la campagne, *à moindre danger*, sous son savonnage rus-
tique — donc robuste — qu'en la plus belle salle du plus
beau des hôpitaux de la ville.

A vous les simples, mes pairs, je dédie donc cette com-
plainte sur les mérites du savon.

Position de la question.

En 1894 le *Journal de médecine et de chirurgie pratiques* a
bien voulu imprimer mon petit travail sur *l'antisepsie de la
bouche et du pharynx* avec cette devise « Savonnons, savonnons toujours ! »

Depuis cette date, j'ai beaucoup savonné ; j'ai savonné
nombre de choses autres que la bouche et notamment les
plaies par écrasement dues aux accidents agricoles.

J'ai promu le savon au grade de pansement permanent,
soit seul, soit, et plus souvent, à titre de partie constitutive
d'une pommade.

Il m'est même arrivé, pendant quelques semaines de septembre-octobre 1914, de savonner des plaies de guerre, de
les savonner dans la baignoire même où j'avais pu
plonger quelque blessé très malpropre..... et de constater
que ce blessé se trouvait bien de cette *propreté vulgaire*,
quoiqu'elle fût si loin de l'antisepsie et de ses rites.

Lorsque vers cette époque nous eûmes épuisé la totalité
des approvisionnements des pharmaciens des S. j'ai mis
sur le papier ce que je sais des pansements improvisés,
faciles et peu coûteux ; j'ai fait copier en double exemplaire
(j'étais médecin chef et fort occupé à signer... signer,
signer !) ; ces copies sont parties.... Oncques n'en entendis
parler !

Mais maintenant voici qu'on y revient, les uns au savon, les autres aux pommades... le plus célèbre, à l'eau de Javel !

Seulement il se trouve que, qui loue le savon blanc, blâme les pommades et que celui-ci, prônant l'eau de Javel, blâme le savon.

Je trouve ces ostracismes injustes, comme injustes ces *amours exclusives*.

J'ai une opinion : étant entendu qu'une plaie de guerre est quelque chose de sale *a priori*, en tout comparable aux plaies de mes écrasements ruraux (car c'est de leur observation que me vient cette opinion), il faut commencer par assurer la propreté vulgaire des uns comme des autres !

Quand je vois un chirurgien exiger le Poupinel pour les instruments qu'il emploie dans une salle dont le sol est continuellement souillé par les débris de vieux pansements (ceux qu'on va remplacer, donc vieux... d'hier) sinon par les pansements entiers tout imprégnés de sanies, de sang, de pus... et de crasse, je ne peux pas m'empêcher de penser qu'une poubelle pour ces débris et une cuvette, avec de l'eau et du savon, pour *ses* outils, eussent fait mieux à moindres frais.

Quand, de même, en une ville d'eaux (que je ne nommerai pas) j'ai vu nettoyer péniblement, à grande douleur et bien incomplètement, un malheureux suppurant des quatre membres et du tronc, j'ai demandé pourquoi on ne le mettait pas dans une baignoire avec de l'eau et du savon.

Mais je n'ai compris qu'hier la cause de mes échecs... échecs de propagande, car je continue à savonner pour mon compte plaies salies, abcès, vagins infectés, voire même ma bouche.

Je n'ai compris qu'hier, parce que j'ai dû m'avouer que, si je savonnais *souvent*, je ne savonnais pas *toujours* comme je l'écrivis en 1894.

C'est pourquoi j'ai mis deux points d'interrogation en tête

de cet article..... *Quand?* et *Comment?* Par la suite j'ai ajouté « *Pourquoi oui,* ici? pourquoi *non,* là? »

Pour préciser, voici des exemples :

A) Je fais mes ACCOUCHEMENTS au savon.

De l'eau bouillie, encore chaude, et du savon ! c'est tout le plus souvent. Je graisse mon forceps au savon ; je graisse au savon mes mains et mes avant-bras pour faire une version.

Résultat : pour les mères, je ne connais pas de fièvre puerpérale de mon fait ; pour les enfants, je n'ai connu que deux ophtalmies, mais ces deux enfants-là avaient la tête à la vulve lors de mon arrivée.

Les choses, dans le détail qui importe grandement, se passent généralement ainsi :

On m'a requis au dernier moment et il n'y a rien à ma portée que de l'eau bouillie. Il y a toujours du savon sur l'évier.

Ce savon, je le nettoie grossièrement au couteau des grosses ordures qu'il a retenues. J'achève ensuite de le nettoyer en me lavant copieusement dans une première eau qu'on jette : cette eau-ci, même quand je suis pourvu d'avance, ne contient aucun antiseptique, au contraire des eaux suivantes que je transformerai *volontiers* en solution de cyanure d'hydrargyre à 1/10.000 (un sur dix mille).

Mes mains rincées sont abondamment graissées de savon à nouveau et, sans autre apprêt, vont reconnaître la position savonnant *largement* la vulve et le vagin au passage.

S'il n'y a qu'à attendre, mes rares touchers seront de même savonnés-savonnants. S'il faut agir, mon forceps et mes mains, ou mes mains seules pour la version, seront exclusivement enduits de savon.

(Je tâche maintenant d'éviter les injections.)

Mais il y a, à ces savonnages, une limite qu'il faut connaître et sur laquelle il faut philosopher.

Cette limite est celle-ci : il ne faut plus savonner une primipare au moment de l'expulsion de la tête. Il faut même, quand on a savonné son vagin et sa vulve à l'occasion des sept ou huit ou dix touchers (inutiles physiquement mais moralement indispensables), il faut enduire largement l'orifice vulvo-vaginal de vaseline, faute de quoi *cà ne glisse plus*.

Le phénomène est très net : les premiers contacts du savon ont provoqué la mise en action de toutes les glandes lubrifiantes de la région, exactement comme dans le savonnage de la bouche ; de ce fait, il y a eu, physiquement, écoulement facile des mucosités normales ou *pathologiques*, nettoyage réel (et efficace, comme je l'ai dit plus haut).

Mais il y a eu aussi épuisement de ces appareils lubrifiants ; au moment de l'expulsion, ces graisseurs physiologiques ne rendent plus et *ça grippe*.

Le savon introduit à nouveau devient alors insuffisant, ne trouvant plus où se délayer.

J'emploie donc la vaseline que j'ai pu stériliser par fusions répétées au bain-marie.

Nous retrouverons ailleurs cette inhibition par épuisement simple des appareils sécréteurs ; notons tout de suite que sur nombre de bouches savonnées on constate un phénomène analogue, et qu'il est bon de ne pas répéter le savonnage plusieurs fois dans la même journée ; aussi de ne pas savonner la bouche une fois par jour tous les jours de la vie. *Est modus in rebus!* La même excitation épuise et nuit trop souvent répétée, qui serait bienfaisante par le fait de sages alternances.

Au lieu de la sensation d'aimable propreté que donnent des savonnages espacés, on arrive par l'excès à obtenir une déplaisante sensation de sécheresse et de chaleur.

(La répétition des suppositoires au savon conduit au même échec.)

B) Il est tout naturel qu'utilisant le savon pour préserver, autant que pour nettoyer les vagins en fonction d'expulsion parturiale, je pratique toute ma petite GYNÉCOLOGIE au savon ; mon spéculum ne connaît pas d'autre enduit.

Les pessaires seront traités de même, à l'entrée, et leur sortie sera grandement facilitée par un savonnage préalable.

Un vagin infecté sera-t-il lavé à l'eau de savon? A tout le moins, oui ! la première fois ! et sans addition d'antiseptique.

Par la suite, les réactions individuelles varient infiniment. Le cas le plus ordinaire est l'apparition de la sensation de sécheresse chaude.

L'observateur est rapidement conduit à varier ses moyens : il alternera !

Il y a la décoction de pavot et la solution de chloral à un bout ; il y a l'eau salée bouillie à l'autre bout. Le permanganate de potasse et l'eau oxygénée (ce dernier mets se mange froid : attention !) s'intercalent.

De même, tous les antiseptiques, sans oublier le coaltar *saponiné*.. qui date de bien avant 1894.

Il y a le bicarbonate de soude plus élégant que *la carbonade* de ma cuisinière. Il y a la liqueur de Labarraque, cousine germaine de l'eau de Javel ; l'une et l'autre grand'mères du liquide de Dakin.

Mais aucun de ces produits, sauf la solution alcaline au carbonate de soude, ne donne la réaction qu'on obtient si facilement avec le savon ; à savoir, la mise en train, en activité, de toutes les glandes de la région.

Quand, après avoir pratiqué le toucher avec les doigts chargés de savon, repéré le col et exploré les culs-de-sac, on place le spéculum, on voit sourdre de l'orifice du col une grosse mucosité gluante, filante mais transparente, qui englobe et *accouche* le magma plus ou moins purulent de la métrite cervicale.

On peut très bien se figurer que cette mucosité est le fait d'une action physico-chimique du savon sur le pus. Je con-

sidère nonobstant que c'est là une petite partie du phénomène ; en comparant avec ce qu'on observe ailleurs, bouche,
fosses nasales, plaies récentes, on est conduit à admettre
qu'il s'agit surtout d'une excitation de la *partie* demeurée
normale des tissus vivants.

On verra, d'ailleurs, une preuve matérielle de ce fait dans
la disproportion de volume entre la masse du pus éliminé,
du pus visible, et la masse des mucosités fluentes.

Cet effet physique, si facilement visible, du savon sur les
excreta d'un vagin suspect, a pu conduire quelques-uns à
des savonnages *préservatifs* préalables..... Mais il a acquis
une notoriété non douteuse, bien qu'anonyme en son origine (pour moi, du moins) puisque le savonnage du pénis a
été conseillé publiquement comme préservatif.

La nuance, peut-on dire, n'est que d'un doigté !

C) LA MÉTRITE PURULENTE PUERPÉRALE, que j'ai pu, grâce au
savon, éviter à mes parturientes, s'est tout de même présen-
tée à moi dans différentes circonstances.

Avant de parler de son traitement, je dois insister, pour
être juste sur une forme de prophylaxie, la *propreté vulgaire*, dont j'ai pu suivre les bienfaits pendant les vingt
années et plus où les accouchements de cette région-ci
étaient dévolus aux soins de Mme Beauvivier, sage-femme
et femme sage..... sans le savoir, peut-être.

Les accouchées de Mme Beauvivier n'avaient jamais de
fièvre, bien que ses corsages fussent loin de la blancheur
immaculée des blouses qu'orne la moderne Croix-Rouge.
Bien que, aussi, Mme Beauvivier eût l'habitude d'oindre son
doigt index en une soucoupe à moitié pleine d'huile...... à
salade empruntée au buffet de la parturiente.

Quid ?

Quant à l'huile ? Que Mme Beauvivier ne pratiquait ses
explorations qu'à des intervalles éloignés, et surtout que, en

fait (voir l'article vessie), cette huile de l'huilier est généralement propre.

Quant aux corsages ? Qu'ils étaient divers, de cotonnade grossière que cette femme sage allait laver elle-même à la rivière..... et fréquemment, assurant ainsi leur propreté vraie, au détriment de leur élégance ! et sa plus grande propreté personnelle. Qui savonne se savonne ! Retenons ce point.

Au surplus, chez la parturiente, Mme B... se lavait fréquemment les mains.

Enfin, dans les 3 cas, de moi connus, où, en vingt années, il y eut fièvre, trop facilement expliquée par des apports étrangers (1), j'ai pu couper court à toute contagion en prenant charge de la malade, fièvre puerpérale, avec élimination complète de la sage-femme. Je veux dire exactement que je lui ai interdit la porte contaminée.

Mais, maintenant, l'accouchée a de la fièvre, le ventre est plus ou moins douloureux ; les lochies sont laides et malodorantes (ou non) ; l'utérus est globuleux et mou, il faut laver pour commencer.

J'ai pratiqué le toucher au savon après avoir, de ma main, savonné la vulve. Vais-je laver avec de l'eau de savon ? bouillie !... Mais oui !

Je commence par cela..... ma sonde intra-utérine ayant été savonnnée..... deux litres d'eau de savon.

J'avais placé deux valves vaginales, savonnées, quand j'avais deux aides de sang-froid. Mais j'ai souvent dû me résigner à introduire ma sonde utérine, savonnée, en la guidant entre mes deux doigts, savonnés, tout au long d'un vagin infecté et souillé des sanies infectieuses, infectées et infectantes, mais savonné lui aussi.

---

(1) *Premier exemple* : appelée au dernier moment, la sage-femme reçoit l'enfant au bord du lit dans lequel était couché le père atteint d'érysipèle.

Deuxième exemple : les injections sont données par une garde venue tout droit de chez une femme en pleine évolution de fièvre puerpérale.

Ensuite je rince, au moins la première fois, avec ce que j'ai : je préfère le permanganate de chaux à celui de potasse. J'accepte l'eau oxygénée. J'ai un penchant pour la liqueur de Labarraque quand ça pue.

Les antiseptiques ? Je me résigne.

Mais je recommence. Je répète les lavages en variant de mon mieux.

Le savon, privilégié, revient une fois sur deux..... et n'est plus suivi de rinçage. C'est après lui que l'écoulement..... l'évacuation facile persiste le plus longtemps : lochies abondantes, de moins en moins purulentes ou louches, de moins en moins fétides.

Est-ce que cela réussit toujours ? Non.

Il y a d'abord le streptocoque qui tue à peu près à tout coup ! Il y a la vulgaire infection purulente : pyohémie qui persiste après la guérison apparente de la lésion utérine initiale.

Il y a, aussi, les petites infections purulentes : abcès divers, phlébites. Il y a, enfin, la phlegmatia alba !

Mais, tout de même, il y a ces guérisons quasi totales qui ne laissent d'autre séquelle que la métrite vulgaire..... et il y a l'absence de péritonite suppurée dans bien des cas où les mouvements de l'utérus avaient été si douloureux d'emblée que j'avais eu peur pour introduire ma sonde.

D) LA VESSIE.

Voici la formule d'une pommade *qu'il ne faut pas* employer pour lubrifier les sondes, au moins en dehors d'une clinique.., et encore ?

Poudre de savon...............	50 gr.	
Glycérine....................		
Eau.......................	aa 25 »	
Sublimé...................	0 » 02	

m. us. ext.

L'expérience m'a appris très vite qu'il valait mieux graisser la sonde de mes prostatiques avec l'huile de l'huilier qu'avec du savon vulgaire ; que ce souci doit être plus grand encore quand il s'agit de sonder une femme..... l'occasion ordinaire étant justement ce *post-partum* au cours duquel j'avais mis du savon à toutes les sauces..... mis du savon dans toutes les sauces, veux-je dire.

La vessie n'en veut point parce que son infection minima est l'*alcalinisation* du contenu. Or, le savon est alcalin.

Si la médecine était destinée à assurer la gloire, *obscure*, du médecin, je recommanderais la pommade au savon précitée. Je lui dois, en effet, d'avoir eu l'occasion de faire une belle désinfection : la plus *voyante* désinfection de ma carrière puisqu'elle a porté sur un homme, sur sa chambre et sur sa maison. Voici le résumé du fait (1) :

P. G..., incontinence continue *insuffisante* et rétention ; souillure des vêtements et du lit qui persiste même après qu'on a institué des cathétérismes réguliers..... et efficients ; qui persiste malgré l'aseptisation des sondes et l'usage de la pommade au savon (et au sublimé) ! Malgré les lavages prudents, l'odeur odieuse persiste, gagne la literie, les fauteuils, les W.-C. et toute la maison.
On se serait cru dans une clinique des maladies des voies urinaires.

(La censure me permettra bien cette malice, j'apporte le remède, d'ailleurs.)

Le remède désinfectant des voies urinaires..... jusques et y compris les water-closets, c'est le vinaigre.

Les formes utiles sont :

1° Pour lubrifier les sondes :

> Huile d'olive................ 50 grammes
> Vinaigre officinal.......... 1   —

m. us. ext., agitez avant de vous en servir.

2° Pour désinfecter le lit souillé, les fauteuils, les cham-

---

(1) J'ai déjà eu l'occasion de conter cette histoire.

bres, mettre sous ces meubles une assiette à moitié pleine
de :

>Vinaigre aromatique............. q. s.

ou bien de :

>Vinaigre des 4 voleurs........... q. s.

(N.-B. — Il y a des spécialités, très honorables, très aima-
bles même, l'une en P et l'autre en B.)

. 3° Pour désinfecter les urinaux, les urinoirs, les vidoirs,
les cuvettes et les canalisations.

>Acide pyroligneux......... 100 grammes

dans un seau d'eau ou bien :

>Vinaigre de bois.......... 50 grammes

dans un seau d'eau.

(N.-B. — Celui-ci pue, mais tout autrement que l'ammo-
niaque des urines.)

4° Pour laver une vessie à contenu ammoniacal :

>Acide acétique dilué................ 1 gramme
>Eau de puits bouillie................ 1 litre

m. us. ext.

Donc, pour *la vessie, le savon est interdit.* Il est interdit
de même pour les abcès urineux et pour le nettoyage des
décollements observés dans l'infiltration d'urine.

D'après ce que j'ai vu par moi-même, cette interdiction
est complète. Je n'hésite pas à mettre quelques gouttes du
vinaigre, destiné à la salade, dans la cuillerée d'huile, au
même destin vouée en temps normal, où j'oindrai ma
sonde chez les bonnes gens, mais je ne savonnerai pas cette
sonde..... même je rincerai soigneusement mes mains et le
gland de toute trace de savon.

Cette chimie élémentaire qui impose un contact acidifié
aux urines qui sont, de leur nature, déjà acides elles-
mêmes doit être défendable bactériologiquement parlant,

mais ceci dépasse ma compétence. La détermination de
doses minimes résulte de ce fait que l'urine n'est que *légèrement* acide à l'état normal : Si légèrement acide que *un
centimètre cube* de la solution normale de soude sature l'acidité de tout un litre d'urine. D'une part.

D'autre part, l'urine, du fait de plusieurs espèces
microbiennes, est toujours sur le point de subir une des
fermentations spéciales, les fermentations ammoniacales,
communes aux pissotières, aux pots de chambre non rin-
cés, aux souillures du pantalon..... et au contenu de la vessie rétentive.

Il apparaît facilement que toute alcalinisation d'origine
extérieure facilite singulièrement cette fermentation, vrai-
semblablement en supprimant l'obstacle *acidité* au développement de la première colonie ammoniogène.

Ainsi qu'une sonde acide rencontre quelque *micrococcus
urae* et il y aura obstacle ; que, au contraire, ce ferment soit
chargé sur le cathéter savonné et l'opérateur aura introduit
dans la place et l'ennemi et son moyen d'action créant le
terrain favorable ; car l'*alcalinité* du savon est d'un ordre
de grandeur tout autre que l'*acidité* de l'urine.

F) LA BOUCHE.

La bouche saine supporte très bien le savonnage à la
brosse (*Journal de médecine et chirurgie pratiques*, mai 1894)
c'est le meilleur dentifrice !

A la longue cependant, il fatigue la muqueuse et on est
amené à espacer, à modifier ; à le *diluer* comme c'est le cas
dans un grand nombre de pâtes dentifrices (qui étaient prô-
nées dès avant 1894, bien que leurs fabricants n'avouassent
point la présence de ce savon).

Il est, à l'action du savon dans la bouche, d'autres limites qu'on doit connaître :

Il n'évite pas le tartre, bien qu'il supprime la gingivite
banale ;

S'il nettoie admirablement tous les replis de la muqueuse et assez bien les espaces interdentaires, il ne doit pas exclure l'usage du cure-dents ;

Il n'assure pas non plus l'évacuation des cavités dentaires béantes !

Ici, je dois insister. Le savon agit dans la bouche, comme partout, en augmentant passagèrement les sécrétions normales. Or, dans une dent creuse, *aucun tissu ne sécrète*, donc le nettoyage venu de la petite quantité d'émulsion qui pénètre dans la cavité demeure précaire, au contraire de ce qui se produit dans les culs-de-sac de la muqueuse où les corps étrangers englobés par la salive surabondante, glissent facilement sur les surfaces savonnées.

La bouche malade supporte inégalement le contact du savon. La stomatite aphteuse des adultes s'en trouvera bien mais les enfants protestent.

La stomatite mercurielle guérit par les savonnages *prudents et fréquents*, le savonnage régulier *prévient* cette stomatite mercurielle même pour les bouches que sensibilisent chicots et vieilles gingivites.

Pour cette raison, je n'écris pas « sirop de Gibert » sur mon ordonnance sans ajouter « savon et brosse à dents ».

Le savonnage de la bouche provoque le nettoyage du pharynx amygdalien, mais il fait plus : il provoque le nettoyage automatique du PHARYNX SUPÉRIEUR.

Il n'y a pas du tout contact dans ce dernier cas, il s'agit de l'extension, aux appareils glandulaires de cette région du *cavum*, du réflexe sécrétoire produit par la présence du savon dans la bouche.

C'est un fait qu'on observe facilement sur soi-même que cette mise en hyperactivité de la muqueuse pharyngée. Il faut même prévenir le patient, parce que, au début, la surprise peut être fort désagréable : la chute d'un gros paquet de mucosité provoquant facilement le réflexe nauséeux et le vomissement matutinal.

Ce fait, très net, contribuera à mettre au second plan dans la théorie du savonnage des plaies suppurées, la liquéfaction du pus lui-même.

F) LES FOSSES NASALES.

Le meilleur *palliatif* que je connaisse de l'ozène est l'usage de la mousse de savon introduite en très petite quantité, et par des inspirations très prudentes, dans les narines.

On arrive ainsi à provoquer l'expulsion des croûtes et à diminuer, secondairement, l'importance de l'odeur.

Il est des gens qui, se décidant en temps opportun, arrivent à juguler par le même moyen un *rhume de cerveau* au début.

Là n'est pas, à mon sens, le triomphe du savon. Je vois ce triomphe dans la facilité qu'il donne d'assurer l'évacuation des masses purulentes que sont capables de retenir, au prix de quelles souffrances, les sinusites non closes, si fréquentes depuis 1890 (l'année de l'influenza en province ; à Paris, 1889.)

Les quantités mises en jeu, sont ici infiniment petites : la mousse de savon que peut retenir une de mes tabatières anatomiques suffit ; suffit même pour mes deux nez. Je renifle doucement, jusqu'à ce que ça me pique un peu. Aussitôt mon sinus commence à se vider de flocons inégaux qui se succèdent pendant un temps qui me paraît extrêmement long : il me semble que ça n'en finira jamais lorsque je suis averti, par la diminution de la douleur préexistante, qu'il est temps de me redresser et de cesser de me moucher..... dans ma cuvette.

Selon l'occurrence, averti par le retour douloureux et la sensation de plénitude, je recommencerai dans deux heures, ou bien ce soir, ou bien demain matin. Quand on s'est laissé prendre, il faut compter que le gros du mal durera trois jours, après quoi suffira la toilette du réveil.

Le résultat est constant au point que je crois bien avoir empêché nombre de sinusites maxillaires de se clore, de s'enkyster. La sinusite frontale est soulagée de la même façon.

La sinusite sphénoïdale, moins rare qu'on ne croit, relève au contraire du savonnage de la bouche poussé au besoin jusqu'à l'apparition du réflexe nauséeux, comme il a été indiqué plus haut.

Il est temps que je m'arrête un instant ici et que je dise pourquoi, visant les plaies infectées de guerre, je me suis mis en route par d'aussi longs détours.

Un chapitre « historique » ne mériterait pas les développements qui précèdent, quelque justifié fût-il pour cette raison que j'ai réellement été amené à savonner les plaies souillées des ouvriers agricoles, en partant de l'observation des phénomènes provoqués par le savonnage de la bouche.

Au contraire, il m'a paru qu'un chapitre physiologie-pathologique méritait ces développements.

Mon *historique* serait incomplet en tout cas : en 1894, je n'ai pas cru avoir inventé le savon, mais j'ai parfaitement cru avoir inventé le savonnage de la bouche; le fait des *dentifrices* notoirement mélangés de savon (1) m'avait laissé dans l'idée que j'avais tout au moins simplifié et facilité par la moindre dépense. J'ai dû venir à plus de modestie quand un ami (ils n'en font jamais d'autres) m'a envoyé la coupure suivante : « A la fin du repas, tout musulman soigneux se savonne non seulement les mains, mais les dents..... avant l'arrivée des chibouks » (Edmond About, *Le Fellah, Souvenirs d'Egypte*, p. 116, édition Hachette, 1884).

---

(1) Ce que je n'ai su que plus tard.

Quant au savonnage des plaies et quant au *savon panse-ment*, je n'avais pas le moyen de me faire des illusions ; j'avais vu des précédents qui, pour être accidentels et non réunis en corps de doctrine, n'en étaient pas moins des précédents.

Il en est tout autrement, je crois, de ce qui est de *comprendre*. Savoir ce qu'on fait, en réalité, quand on blesse une plaie par le contact de ce caustique n'est pas indiffé-rent : cela permet de prévoir des limites ; de concevoir des zones d'utilité, d'indifférence et de nuisance ; de guetter ces zones en ces limites ; de les apprendre et d'agir en conséquence de cette science, qui est, comme toute science, de retenir ce qu'on a compris.

Je crois avoir compris et c'est par le chemin des muqueu-ses que j'ai compris : parmi ces muqueuses instructives la moins intéressante n'est pas celle de la vessie qui « ne secrète rien et desquame seulement » ; qui, ainsi, ne peut pas répondre à l'excitation savon.

Au contraire, la muqueuse de l'antre enflammée, par le *staphylocoque doré*, répond abondamment, non pas à l'ex-citation *directe puisqu'il n'y a pas contact*, mais bel et bien *en réflexe*.

Ces bulles de savon me font moucher, comme elles me font éternuer, et, plus précisément, comme elles me font pleurer..... à partir d'un contact avec la muqueuse d'un cornet.

Ces bulles de savon que j'ai inhalées tout à l'heure, sont d'ailleurs *en quantité* tout à fait incapables d'agir sur les masses purulentes, lesquelles sont, dans le cas de sinusite nou close, expulsées en grumeaux très nettement isolés. L'expulsion dure, cela est évident à l'expérience, longtemps après que le savon a été totalement expulsé lui-même.

Ce savon est, au contraire, justement caustique à point, c'est-à-dire faiblement, pour irriter sans le détruire l'épi-thélium cilié et provoquer la mise en route du mécanisme de défense, soit. l'hypersecrétion des larmes..... et de la morve (voir *morveux, moutard*) lesquels secreta physiologiques entraîneront par leur abondance, *nolens volens*, les débris encombrants, restes de la lutte entre les cytoclastes et les phagocytes.

Suis-je en droit de transposer cette explication et d'étendre à une action sur les cellules dénudées des plaies, l'hypothèse *excitation* par le contact du savon alcalin : excitation-secrétion des mêmes cellules qui se videraient sans mourir ?

Dois-je au contraire supposer que ce savon provoque un réflexe qui appelle un afflux, un efflux, de leucocytes dans la plaie, et que, tout à la fois, ce savon constitue un milieu favorable à l'activité antimicrobienne de ces leucocytes, comme le veut Maurel (de Toulouse) ?

Je penche pour la seconde hypothèse, mais, en tout état de cause, je pense que par le canal du vagin savonné j'ai préparé le lecteur patient à ne point considérer le savon comme un topique quelconque, qui, parce que glissant, faciliterait la sortie des *indésirables*; microbes, débris vestimentaires ou autres.

Le savon, qui met en émoi les éléments actifs d'une muqueuse quelconque, l'épithélium des cornets tout à l'heure, et qui causera ainsi une hypersécrétion réflexe d'aspect physique normal autour du pus enclos en mon sinus maxillaire, mérite vraiment une toute autre considération.

Sauf que par la répétition il épuise les organes sollicités, le savon constitue, *a priori*, l'agent de pansement idéal : il blesse très peu, juste assez pour ne point mériter le disqualificatif de *neutre*, et il crée le milieu, le mieux utilisable de tous les milieux connus, au gré de nos cellules activées.

G) Du PÉRITOINE, de la PLÈVRE et des MÉNINGES ? J'ai une faible expérience. Je les place ici, parce que ces séreuses m'ont paru *ne pas tolérer* le savon dans leur vie normale.

Au cours d'une kélotomie, j'ai eu l'occasion de regretter le savonnage de la plaie, accidentellement souillée, un jour que ce savonnage a intéressé le sac qui n'était point isolé de la grande séreuse. D'ailleurs, les maîtres de l'art sont d'accord pour proclamer que le péritoine ne tolère guère d'autre contact que celui de l'eau bouillie..... à la dose où elle humecte les mains..... et l'éther. C'est même là l'origine empirique de l'asepsie.

Je crois que les effets remarquables de l'éther expliquent très bien l'inanité des tentatives de laver, autrement qu'à l'éther, la séreuse.

Cette explication est d'ordre matériel ; seul le liquide fluent et ses vapeurs sont capables d'atteindre tous les replis ; les autres liquides chassent les souillures devant eux, précisément dans ces replis.

De la plèvre normale, vouée à l'asepsie, je ne dirai rien. De la plèvre suppurante et ouverte par costotomie je sais qu'elle supporte, *mais non à la première heure*, l'eau de savon comme l'eau de Javel (quand ça pue), mais qu'elle se trouve toujours bien d'un rinçage avec une solution de chlorure de sodium..... au-dessus de l'isotonie. (Je prescris 40 grammes de sel par litre, comme il m'a été enseigné.)

Des méninges ? chut !

H) DES ABCÈS QUE J'INCISE.

Autrefois, je savonnais un panaris avant de l'ouvrir. Maintenant, je l'enduis de teinture d'iode. Ça n'est pas mieux.

Ça n'est pas mieux localement, mais il y a, au contraire, une différence générale venue d'une extension de l'usage de l'iode : je badigeonne, jusqu'à espérer la brûlure de l'épiderme :

1° Une zone en large bracelet immédiatement au-dessus de la région infectée ;

2° Une autre semblable au-dessus de l'épitrochlée et de son ganglion :

3° Tous les trajets de lymphangite discernables par rougeur ou douleur ;

4° Les zones ganglionnaires infectées ou non.

Je laisse sécher à l'air, pendant que j'incise le plus souvent, vite, large et à fond.

Et puis je donne de l'eau et du savon aussitôt que le patient peut laver lui-même sa main malade..... avec sa main saine. Je considère en effet, qu'elles sont également sales, mais qu'il suffit de changer l'eau plusieurs fois.

Le résultat est visible ; chaque contact du savon fluidifie les masses purulentes et provoque une exsudation abondante.

Ensuite, il faut bien faire un pansement pour que le malade puisse aller dormir. J'ai tâtonné longtemps : maintenant je rédige ainsi mon ordonnance pour les deux premiers jours :

1° Envelopper avec un cataplasme, renouvelé toutes les trois heures, de farine de lin *cuite* dans l'eau du litre :

        Acide phénique...........   5 grammes
        Glycérine................ 30   —
        Eau ....   1 litre
    m. us. ext.

2° Pour ne pas déranger le malade la nuit on remplacera le cataplasme du soir par une compresse chargée de la pommade :

        Borate de soude...........   4 grammes
        Bicarbonate de soude....... 1   —
        Lanoline..................   5   —
        Vaseline.................. 25   —
    m. us ext.

3° On reprendra les cataplasmes au jour.

4° A chaque changement de pansement, on lavera la plaie et la main tout entière avec de l'eau et du savon.

N. B. — On brûlera les pansements sales sans les avoir posés ailleurs que dans l'âtre).

Le résultat est tel que qui aura employé ce procédé le retiendra..... même pour l'usage *in anima nobili*.

J'ai ouvert mardi dernier, un abcès en bouton de chemise de la paume de la main droite; aujourd'hui, vendredi, le malade est guéri..... sauf qu'il a une plaie bien rose à côté de son éminence thénar.

Et j'insiste. Le savon est intervenu ici *deux fois*. Il a lavé à toute occasion la plaie opératoire et la plaie infectée. Il constitue aussi, en réalité, une partie de la pommade : le mélange bicarbonate-lanoline, n'étant autre chose que du savon *en puissance*. Bien que l'idée de cette formule dérive des pansements au bicarbonate de soude prônés par Guéorguiewski (*Semaine médicale*, mars 1897, cité par Brucker, Thèse de Bordeaux, 1898, puis par Mallet, Thèse de Paris, 1902), l'usage m'a appris (*montré*, car on voit), qu'une telle pommade agissait exactement comme du savon dilué : production d'une sécrétion non purulente qui englobe et entraîne, avec le pus, des malpropretés ; sédation du processus infectieux et de la douleur ; enfin, suppression de l'adhérence des pièces de pansement à la plaie et à son pourtour.

De tels résultats ne sont point à dédaigner, mais il faut bien savoir qu'on n'obtient pas toujours la quasi-guérison rapportée à la page précédente (abcès de la paume de la main).

Il semble parfois que la sédation obtenue a dépassé la mesure utile ; qu'une reprise des processus inflammatoires serait désirable pour hâter l'expulsion des parties sphacélées. La somme des excitations infligées aux tissus sains, ou presque, par le contact alcalin a dépassé leur capacité de réaction : ils se sont, comme on dit, *installés dans la guerre* et ils vivent là, à ciel ouvert, à côté de débris fibreux à moitié mortifiés, de pelotons graisseux inquiétants, voire même de magmas semi-purulents ; tous destinés à être éliminés mais dont l'élimination n'en finit pas.

Le patient ne souffre plus... *ne souffre plus assez.*

Ce fut le cas de Joseph M..., homme de 65 ans, soigné à Ponth, par moi en décembre 1915. Gros panaris de la deuxième phalange du médius ; extension à la paume de la main, *probable du premier coup.* Rien dans la maison que de l'eau et du savon. Grande incision médiane, incisions latérales.

Quoique mon bistouri coupe bien, il faut m'arrêter, l'anesthésie d'un verre de rhum ne permettant pas de faire plus. On m'apporte de la teinture d'iode qui me permet de cerner les adénites et les tracés lymphangitiques.

A trente-six heures de là, le malade qui a recommencé à souffrir se contente de l'anesthésique *résignation* et me permet d'ouvrir :

1º La paume de la main ;
2º Le tractus annulaire de la base du médius ;
3º Le dos de ce même doigt.

On emploie les cataplasmes phéniqués le jour ; la pommade alcaline la nuit. Les exsudats sont extrêmement abondants. La fièvre est tombée ; le malade ne souffre plus. Il lave et relave sa main au savon.

Mais sa plaie, devenue rose par places dès le troisième jour, (7 décembre), n'en finira pas de guérir. Le 11, je peux enlever aux ciseaux une masse plutôt jaune que grise... ça saigne.

Ensuite, il faut attendre : il n'y a pas un bourbillon ; il y a dix bourbillons très petits qui persisteront encore le 30 décembre. Cicatrisation en février 1916.

Cette lenteur de l'élimination s'observe assez souvent. C'est le phénomène physiologique si caractéristique de la lente cicatrisation des plaies largement infectées, des plaies avec perte de substance consécutive au processus infectieux.

Et, en somme, cela ressemble beaucoup à ce qu'on reproche aux antiseptiques, quand ils agissent ; ils tuent le microbe, mais ils tuent aussi la cellule. Avec le savon, la cellule n'est pas tuée, elle est seulement fatiguée... ; auparavant elle a annihilé le microbe.

Il n'en reste pas moins que Joseph M... atteint de phleg-mon de la main par extension à la gaine des fléchisseurs le 4 décembre au soir, incomplètement opéré ce jour-là, plus complètement le 6 au matin, était *guéri* le 7 décembre bien que sa plaie ne dût se fermer qu'en février.

Le savon avait limité les effets de l'attaque brusquée : le rétablissement des forces de la défense avait été possible, et rapide, du fait de son intervention.

Les abcès diffèrent entre eux non seulement de par la qualité du microbe causal, de par l'existence ou non d'infections secondes, mais aussi en raison de leur localisation sur un individu donné et plus encore en raison de l'état général préexistant de cet individu.

L'effet du topique savon variera de même. J'ai ainsi rencontré depuis moins de deux ans trois abcès de la marge de l'anus. Trois jeunes filles. L'une bacillaire avérée, les deux autres non.

Pour la première, le désastre local a été complet, sauf que ça ne communique pas avec le rectum.

L'abcès en fer à cheval a été brusquement amélioré dès le début, ayant été abondamment savonné, mais il a été le siège de réinfections multiples subfébriles et la plaie, qui fut immense, n'en finit pas de guérir.

Ma seconde cliente accusait une chute déjà ancienne. L'incision, retardée de vingt-quatre heures pour me donner le temps de m'adjoindre un donneur de chloroforme, me découvrit deux culs-de-sac dont l'un contournait la face *antérieure* du coccyx, *sans* dénudation de l'os. Contre-ouverture pour l'autre cul-de-sac, mais pour celui-ci que faire autre chose qu'envoyer ma cliente à un véritable chirurgien ? J'ai pris le temps de voir : l'incision principale intéressant la fesse droite, j'ai fait coucher ma victime sur le côté gauche et j'ai placé dans la cavité, poussé le long du coccyx menacé, un morceau de savon coupé à même le pain selon mon habitude.

Puis, j'ai ordonné qu'on changeât souvent le pansement; prévenant les gens qu'un suintement abondant souillerait toutes choses.

L'avis fut, en l'espèce, plus important que la prescription... pour mon honneur. La malade avait dormi, on avait respecté son sommeil, et du fait du suintement, le matelas fut sali... copieusement.

Seulement la malade était guérie le lendemain matin ; je veux dire que sa maladie aiguë étant terminée du fait d'une véritable désinfection *totale* (?) l'enfant n'eut plus qu'à attendre, *moins d'un mois*, la cicatrisation de sa plaie, lavée chaque jour au savon *extra*, quelquefois *intra* (quand je pouvais venir) et pansée alternativement par l'une ou l'autre des pommades *savonnables* que j'ai déjà formulées ou que je formulerai ci-après. Celle que préférait l'*épiderme* de Mlle R... (à Sonch) était la suivante :

$$
\left.\begin{array}{l}
\text{Peroxyde de zinc}\dots\dots\dots \\
\text{Amidon}\dots\dots\dots\dots\dots \\
\text{Lanoline}\dots\dots\dots\dots\dots
\end{array}\right\} \text{ââ 5 grammes}
$$

Vaseline   25   —

    m. us. ext.

Ma troisième cliente, A. D... (à Roch), m'a appelé ces jours-ci. Cette fois-ci, sans anesthésie, j'ai donné dès le premier instant un large coup de bistouri. Toute exploration me fut interdite, je n'ai même pas pu exprimer. Il faut savoir se résigner en certains cas; j'ai annoncé que je reviendraais le lendemain à l'heure où l'un de mes confrères vient à Roch.

On devait ne pas manger, ne pas boire, au cas probable où le chloroforme serait nécessaire pour me permettre de suivre. Mais, en attendant, j'ai introduit dans la plaie un suppositoire pyramidal, taillé à même le pain de savon, mesurant 2 centimètres de haut pour une base vaguement carrée de 1 centimètre de côté.

Cet objet a bénévolement disparu dans le gouffre.

Annonce d'un suintement et description des précautions à prendre.

Comme pour la précédente, la malade ayant dormi, les pansements ne furent pas assez souvent renouvelés. Il y avait une toile cirée et seuls les draps, avec la chemise, ont souffert.

Le lendemain, point de chloroforme. C'est en train de guérir. Le toucher rectal montre que la masse dure est déjà décongestionnée et qu'il n'y a qu'à attendre. La plaie béante est rouge ; lavée, elle rend de l'eau presque propre ; il n'y a pas d'odeur.

On lavera, *au jet* d'eau de savon intus, sans pénétration de la canule et en se fiant au barbotage pour atteindre les culs-de-sac ; on savonnera extra à chaque pansement, ou à peu près, mais au moins deux fois par jour ; on pansera avec la pommade *savonnable* dont voici la formule :

<pre>
Précipité jaune d'hydrargyre..   0 gr. 50
Huile d'olive.................   q. s. pour écraser
Vaseline......................   30 gr.
</pre>

m. us. ext. (1).

Je *changerai* dès qu'*un désagrément* me sera signalé : contact douloureux pour la plaie, cuisson, rougeur de l'épiderme.

Je changerai *systématiquement* dès que la provision actuelle touchera à sa fin.

Si ces faits sont récents, les antécédents, pour être moins mal situés, sont au contraire anciens. Il s'agissait alors d'anthrax de la nuque ou du dos.

Mes incisions, immenses à mes yeux, ne m'ayant pas pré-

---

(1) Dérivée d'une indication dont je n'ai pas retenu l'auteur, un ophtalmologiste, qui conseillait cette addition d'huile à la pommade (au dixième) classique, dans le but de faciliter le mélange et le broyage (porphyrisation) du précipité jaune.

servé de l'apparition de fusées aberrantes avec décollements, je n'ai pas toujours été suffisamment aidé pour être à même de couper à nouveau : même en présence d'un bistouri qui coupe très bien, le malade se lasse.

J'avais utilisé alors le morceau de savon, taillé en forme de crayon. Mais ici, ordinairement, j'ai noté un effet sensiblement différent. La fusée est bien arrêtée par le savon en dedans (compliqué d'acétone iodée (1) en dessus), mais il faut tout de même faire une contre-ouverture faute de quoi le décollement persiste.

Même alors on n'évite pas la poussée des petits furoncles sous-épidermiques qui font le désespoir des malheureux que torture l'anthrax.

Je pense que ce fait tient à la persistance *in situ* du bourbillon principal, qui résiste longtemps après que la maladie a cessé d'être menaçante... cessé pour les non-diabétiques?

Quant à l'anthrax des diabétiques... à l'impossible nul n'est tenu; le savon les nettoie, mieux, beaucoup mieux qu'autre chose, mais c'est tout!

Mon plus ancien suppositoire au savon est plus ancien que tout cela. Je l'ai infligé en 1894 à P... (de Ponth) à l'occasion du seul abcès périnéphrétique *gauche* que j'ai vu de ma vie (*le seul gauche*).

Seulement ce suppositoire, comme il est normal dans l'histoire des choses vécues, *ne contenait pas que du savon !*

Le diagnostic ayant pu être fait assez tôt, je l'ai contrôlé sous chloroforme par une ponction à l'aspirateur. J'ai laissé l'aiguille en place et j'ai incisé, puis décollé et poursuivi péniblement en contournant de mon mieux des masses musculaires énormes.

En fin de quoi, par un puits d'une profondeur inouïe,

----

(1) Gallois.

mais d'une étroitesse ridicule, jaillit un flot de pus san-
guinolent aussi puant que possible. Drainage en canon de
fusil.

Dans ce temps-là, je lavais avec de l'eau phéniquée ou
avec de la liqueur de Van-Swieten, ce qui n'empêcha point
mon puits de se rétrécir et même d'expulser le drain bien
avant que la poche ne fût aseptisée.

Bien *auparavant,* car je la vidais chaque jour par
expression à travers l'abdomen, ou en faisant tousser le
patient.

Le drain ayant un jour obstinément refusé de reprendre
sa place, j'ai dû m'ingénier : j'ai fait alors fabriquer un
crayon de savon avec un gramme d'iodoforme.

Mon olfactif apprécie peu l'odeur de l'iodoforme, mais le
résultat thérapeutique fut merveilleux. Disparition de
l'odeur fécale initiale (celle des abcès à colibacille seul ou
associé); diminution rapide de la sécrétion et, finalement,
guérison rapide. P... (de Ponth) est encore là pour le dire.

A ce long chapitre, il faut une conclusion : c'est que, hors
le cas de conditions mécaniques spéciales comme celles
réalisées par la mortification incomplète (ou retardée) des
tissus fibreux inclus dans le bourbillon d'un anthrax ou d'un
panaris, le savon amène l'*élimination rapide* (*cito*) et (*tuto*)
sans danger des masses détruites par les infections locales
les plus aiguës ; il fait un tel appel vers la cavité que les
tissus *périphériques,* seulement *menacés* en cet instant de
l'intervention, sont physiquement décongestionnés et biolo-
giquement désinfectés, ce qui entraîne la *quasi-disparition
de la douleur (jucunde).*

Etant entendu qu'il faudra, ensuite, attendre la cicatrisation, sauf à la favoriser par telle ou telle technique et à ne
pas l'empêcher par obstination dans une médication univo-
que, le savon se montre ainsi le meilleur agent curatif de
ces infections locales : abcès divers isolés des grandes
séreuses, anthrax, panaris, etc.

Il y a des infections, voisines des précédentes, ou seulement accolées, devant lesquelles le savon échoue :

Il n' *a point* préservé tels blessés dont j'ai souvenir *du tétanos.*

Il est inférieur au bicarbonate de soude, à 20 p. 1000 dans le traitement de la *pustule maligne* (1).

Il *échoue* complètement en présence d'une *adénite tuberculeuse* même largement ouverte. Au contraire, un haricot de savon, introduit dans la poche, à peine entr'ouverte à la lancette, d'une de ces adénites demi-chaudes si fréquentes chez les enfants, donne un résultat tel qu'il faut que l'abcès soit bien froid ou bien récidivant, pour que j'emploie le merveilleux drainage aux crins de Chaput.

Il me reste, avant de parler des rares blessés de guerre que j'ai vus, et des blessés beaucoup plus nombreux qu'a soignés, à Amiens ou à Saint-Etienne, mon frère, le chirurgien Pierre Camescasse, avec la *pommade fraternelle* (celle au bicarbonate-borate de soude-*lanoline*-vaseline), à parler des fractures ouvertes, terrain très spécial, et de celles des gangrènes que nous rencontrions au civil : sénile, diabétique... accidentelle, mais tout d'abord des plaies opératoires qu'on doit réunir par première intention.

J'ajoute, cependant, que j'ai savonné, *intus et extra*, et rincé de toutes les façons sus-énoncées, et pansé de toutes les pommades ici formulées, sans oublier le suppositoire au savon de temps à autre, plusieurs vastes abcès abdomino-lombaires (*du côté droit*) et que j'ai obtenu la guérison (sauf une fois, mais... il y avait bacillose) sans avoir été à même d'en dire l'origine : au premier aspect clinique, périnéphrétique ; après le bistouri, appendiculaire... gaz et... caca !

---

(1) Société de thérapeutique, 25 mai 1898.

1) Des PLAIES OPÉRATOIRES, ou autres, qu'on doit réunir par PREMIÈRE INTENTION.

Il ne faut pas les savonner ?

Ça, c'est le résultat très net de ce que j'ai vu, ayant fait.

Ce que j'ai vu est très simple, d'ailleurs parfaitement concordant avec tout ce qui a été ou sera dit dans ces pages ; le savon produit une sécrétion abondante, qui se *continue pendant un temps assez long* pour que, les sutures faites et les lèvres de la plaie accolées, cette sécrétion décolle le tout, excédant même le débit d'un drain.

Il est de telles misères, pécuniaires ou administratives, en notre pauvre monde, que j'ai dû à maintes reprises faire une kélotomie (1) ; quelquefois enlever un sein ; 4 ou 5 fois couper, moi-même, un bras ou une jambe.

Avant la teinture d'iode, je lavais au savon, et sans plus, la peau. Je reviendrai à cette méthode à la prochaine occasion.

Laver *la plaie* avant de coudre ne fut jamais un principe. Seulement, à la campagne, opérant à défaut d'un chirurgien, j'ai eu à constater des incidents inquiétants : poussières, manche d'un assistant, ma propre main salie par suite de la nécessité de quitter le champ opératoire (traction rythmée de la langue), ou quelque autre faute facilitée par la trop longue durée des actes (le curage de l'aisselle ! la déchirure de la vessie dans une hernie crurale ! une artériole qui s'obstine !)

Ces incidents m'ont conduit au désir de nettoyer, et, dame, le savon nettoie si bien... que j'ai lavé audit savon... et que ma plaie ne s'est pas du tout réunie par première intention.

---

(1) Je viens de faire une trachéotomie pour croup (injection de sérum insuffisante en *quantité*) je pense qu'il est inutile de dire que je n'ai rien savonné, sauf mes mains et mes outils.

Les viscosités transparentes dont l'apparition me réjouissait, autour ou derrière les flocons de pus des pages précédentes, sont ici désastreuses... *désastreuses* est beaucoup dire, car, enfin ! il y a la réunion par intention seconde.

Je n'ai eu plus grave qu'une seule fois : dans ce cas auquel j'ai fait allusion au chapitre péritoine, des bulles de savon de la plaie de kélotomie avaient pénétré dans la grande séreuse. J'ai toujours considéré que la péritonite consécutive avait eu pour origine les malpropretés entraînées par ces bulles dans la cavité abdominale... Ce n'est pas un médecin qui avait frotté la plaie de sa manche, mais j'ai pris bonne note et je pense qu'il vaut mieux le dire.

Quant aux plaies nettes, celles qu'on peut recoudre, d'origine accidentelle, il ne faut pas les savonner davantage ; ou du moins, si on les savonne, il faudra attendre assez longtemps avant de suturer.

Ce temps d'attente ne m'a pas paru, d'ailleurs, être spécial au savon. L'eau oxygénée n'est pas innocente d'un échec semblable exactement par le même processus matériel d'une excitation, d'un appel excrétoire *qui continue*.

Pour les plaies, celles des doigts, en particulier chez les ouvriers du fer, dont on peut espérer une réunion quasi *per primam* sous le diachylon bienfaisant (sparadrap *des hôpitaux*) même lorsqu'elles sont des plaies *irrégulières* et *contuses*, le savonnage large est, au contraire, nettement utile.

Quand j'espère vraiment que mon premier pansement pourra demeurer plusieurs jours en place (je parle des bandelettes de diachylon) je prends une précaution accessoire : je termine la toilette, commencée et prolongée au savon, par un bain de dix minutes au permanganate de potasse. Un bain de toute la main dont l'épiderme, ainsi tanné, pourra se détacher sans sentir trop mauvais.

Le bain dans l'eau picriquée (3 p. 1000) assure le même

avantage, mais la plaie ne s'en trouve peut-être pas aussi bien. La convalescence me paraît compromise par le tannage à l'acide picrique, comme s'il y avait alors nécessité d'éliminer les éléments colorés, tandis que, après le permanganate, les éléments atteints demeureraient résorbables *in situ*. Ce sont là des hypothèses et, qui pis est, de ces hypothèses qu'on ne peut vérifier parce que, d'un doigt écrasé à l'autre, il existe beaucoup d'autres différences non évaluables qui permettent ou empêchent la cicatrisation.

Je retiens toutefois que les antiques bandelettes de diachylon, après savonnages copieux, assurent constamment la désinfection relative de ces sortes de plaies, qui suintent mais ne suppurent point ; elles ne donnent point la réunion par première intention, mais elles éliminent facilement les tissus mortifiés et sont exemptées de toute complication lymphangitique.

Il faut essayer, même s'il y a *fracture ouverte*, cette tentative ne retardant pas, à coup sûr, la guérison fonctionnelle.

J) Des gangrènes.

J'ai vu un seul cas de gangrène infectieuse se développer sur un bras qui avait été déchiqueté et *peluré* dans une machine à battre. Il n'avait pas été savonné d'emblée ; il le fut *secondairement* par moi, mais en vain, le tétanos ayant tué le patient.

Nous hésitions encore, à cette époque-là (1), devant l'injection préventive. Dans l'espèce, nous avons, en outre, eu le tort de retarder l'amputation.

Si je me trouvais maintenant en présence d'un cas analogue, je mettrais le malade *tout entier* dans un bain savonneux sans préjudice de l'injection préventive. Je réchauffe-

---

(1) On recommence ! Janvier 1917.

rais ce bain de façon à pouvoir prolonger le séjour et je savonnerais à plusieurs reprises.

C'est que, en effet, ces immenses plaies anfractueuses ne peuvent *mécaniquement* être nettoyées que dans le bain : là, les tissus déchiquetés flottent, se séparent... se décollent et s'agitent dans tous les sens, ce qui permet le nettoyage au sens où les laveuses entendent le mot.

Ce n'est pas d'antisepsie qu'il s'agit, mais bien, encore une fois, de propreté vulgaire.

Quant à l'auto-infection de la plaie de ce blessé par les microbes épars sur l'ensemble de sa peau ; quant à l'infection de cette plaie, abominablement souillée de débris végétaux et vestimentaires, de parcelles terreuses et autres, par les microbes du bain, je considère que c'est pure imagination.

En fait, j'ai utilisé ce grand bain pour des gens porteurs de plaies, suspectes à tout le moins de toutes les infections possibles, sans autre inconvénient qu'assurer à mes patients un profond sommeil... et une diurèse de celles qui rassurent le médecin traitant. J'y reviendrai !

J'ai rencontré, en 1891, une gangrène gazeuse secondaire à l'écrasement de l'artère poplitée par un silex qui avait pénétré profondément (pas d'hémorragie notable !). La peau de la cuisse avait été griffée sur de larges surfaces et nous nous mîmes en tête, en 1891, d'attendre la guérison des *griffures* avant d'amputer. Au bout de quinze jours seulement, Duchon-Doris vint sectionner. On lavait tout en ce temps-là, mais à peu près exclusivement avec de l'eau phéniquée.

Nous croyions alors à la propreté générale, la grosse, et il fut décidé ainsi : devant amputer le mardi, nous fîmes le lundi soir une manière d'embaumement de la jambe gangrenée, avec beaucoup de ouate (cordon cardé) et un appareil de bandes très épais.

Le mardi matin, avant l'amputation, le malade fut changé de linge... et de maison.

L'hémostase préventive avait été assurée par le seul tube de caoutchouc fortement serré vers le 1/3 supérieur de la cuisse, à l'exclusion de la bande.

La jambe emmaillottée, confiée à un aide non médecin, fut enlevée vite et vite ; enveloppée dans un gros papier ; se vidant dans un pot *ad hoc*, tandis que le moignon suintait dans un autre pot au fond duquel gisait un demi-litre d'eau de Javel.

Sutures du moignon taillé en cône renversé ; réunion presque complète, sauf au voisinage des deux extrémités du drain très gros.

Il n'a pas été question de savon dans ce paragraphe, que je maintiens cependant. Il y a été seulement question des plus élémentaires moyens de... raréfier le contage : moyens élémentaires, grossiers même, mais dont le succès m'a précisément conduit à ce savonnage quasi général qui est lui-même, depuis un siècle, le moyen élémentaire et grossier de la propreté universelle... depuis un siècle et depuis des siècles (1)... et auparavant encore quand nos aïeules choisissaient la cendre pour la lessive.

Au point de vue de la mauvaise odeur, nuisible au patient lui-même, et de l'aspect extérieur de malpropreté, la gangrène diabétique et la gangrène sénile se ressemblent terriblement ; elles se ressemblent au point de vue de la cause prochaine, comme par exemple l'arrachement intempestif, sur ces deux terrains du diabète et de la sénilité, d'un ongle incarné ; comme l'ablation d'un durillon ou d'un mal perforant.

---

(1) Le savon est beaucoup plus ancien que cela (Littré : XIII⁰ siècle), mais les temps sont encore proches où son prix était *trop élevé* par rapport à la généralité des salaires, et où la fourniture du savon faisait l'objet d'une clause spéciale des contrats de louage,

Elles diffèrent quant à la limitation possible... sans récidive.

Ce que j'ai **vu** des *pieds gelés*, dits *gelés*, me fait croire à une grande parenté de cette lésion avec la gangrène sénile, que j'ai vu succéder, devant moi, à des *engelures* récidivantes sans autre forme de procès que celle-ci : un beau jour, une belle année plus exactement, les phlyctènes du père A. (St-Arnoult) ne séchèrent point... dont il mit deux années à mourir.

Quid du savon? *Ne pas s'en servir* pendant les premiers jours, ni pour les engelures, ni pour... ni pour les deux gangrènes classiques. Il faut plonger le pied *crasseux* dans une solution de permanganate de chaux, de potasse (faute de grive!) sauf à le rincer ensuite dans :

1° L'*ancienne* eau oxygénée ; celle qui contenait un excès (quatre millièmes je crois!) d'acide sulfurique.

Ou bien :

2° Tout simplement dans une dilution d'acide sulfurique.

Acide sulfurique dilué (1)............ 4 grammes
Eau................................... 1 litre
m. us. ext.

Pour ma part, j'ai à peu près renoncé à l'usage de l'eau oxygénée depuis qu'on l'a perfectionnée, et je regrette celle à 10 *volumes pour les arts*. Je la remplace par l'eau vinaigrée.

Après deux ou trois jours, à raison d'un bain par jour, il faut savonner au contraire. Le meilleur pansement du premier jour est la pommade au peroxyde de zinc déjà formulée, pour les pieds.

Pour les engelures des mains, laisser à l'air après avoir

---

(1) En vérifiant la *propriété* des mots (j'aurais écrit acide sulfurique *officinal*) je trouve cette formule qui me fait rêver : Eau *antiputride de Beaufort*.

Acide sulfurique à 66°............... 32 grammes
Eau................................. 500   —
m. us. ext.
Je maintiens ma formule.

peint avec de la glycérine picriquée (un pour cinquante). On guérit ainsi les engelures rapidement.

Par le même procédé, on retarde le processus mortifiant des deux gangrènes, au point d'obtenir parfois des guérisons partielles, ou provisoires, par dessication, quand on peut laisser à l'air.

Pour ces deux gangrènes, autant que la plaie paraît les supporter, c'est-à-dire à partir du troisième jour, je panse pour les heures où il faut envelopper, avec les pommades savonnables en changeant chaque jour.

Mais dès que ces pommades sont en usage, je fais savonner avant le bain oxydant pour enlever l'émulsion de vaseline qui formerait, faute de cela, un vernis malencontreusement protecteur.

Ayant eu l'honneur de passer quelques mois (l'hiver 1914-1915) au front avec un régiment, j'ai, en conséquence de la doctrine qui précède, fait fabriquer une pommade, préventive des gelures, comme suit. Les hommes en ont été satisfaits, du moins ils me l'ont dit... Pour le surplus néant sauf ceci que nous n'avons observé aucun cas de gelure dans le bataillon favorisé (?) de la distribution de cette pommade, *qui s'enlève au savon :*

« Recueillir toutes les rognures grasses des viandes distribuées aux cuisines.

« Faire fondre une première fois à feu doux. Enlever les rogatons à l'écumoire.

« Faire fondre une seconde fois et ajouter *approximativement* 1 gramme (un gramme) d'acide picrique pour cinq kilogrammes (5 kgs) de graisse.

« Verser tout chaud dans les récipients métalliques, munis ou non de leur couvercle, qu'on aura pu recueillir et qu'on aura fait bouillir à part (1).

____

(1) J'ai dû jeter après un an une boîte en bois remplie de cette pommade. Sans aucune odeur la graisse avait filtré par les joints, et ça devenait salissant.

« L'usage comporte, de préférence, une nouvelle fusion et on trempe alors la chaussette à même la mixture. Mais ce suif préfondu s'étale très suffisamment à la main par friction douce. »

Je n'ai vu les *gelures* de guerre que fort peu ; la première impression fut d'un désastre irrémédiable ; je crois que j'ai eu tort.

Je viens en effet de voir des *engelures* au civil, et d'aspect peu encourageant, qni ont été promptement modifiées par l'usage alterné de bains acidifiés et de bains au permanganate.

Le titre du bain acidifié est de deux pour mille : un litre de la dilution précitée et un litre d'eau chaude. Durée : vingt minutes.

Le titre du bain au permanganate est de : un pour deux mille. Durée : trente minutes.

Si j'avais des gelures à soigner, j'emploierais ce procédé.

K) FRACTURES OUVERTES des os longs des membres.

OBS. II. — Thour, 45 ans, charretier à Ponth, est le second (1) grand blessé que j'ai *savonné avec obstination*. C'est pour lui que j'ai transformé en pommades *savonnables* un certain nombre d'indications recueillies çà et là, en particulier, la pommade aux essences et au salol de Just Lucas-Championnière.

Pour Th. mes notes commencent ainsi : Le 26 mars 1900, pansement de nuit.

---

(1) Je n'en ai pas soigné beaucoup en tout.

Le premier fut Bl. : arrachement de deux doigts de la main droite ; fractures ouvertes des deux os de l'avant-bras droit, fracture ouverte de l'humérus droit ; luxation de l'épaule droite.

Le troisième fut, à Cernay, fracture ouverte du tibia

Le quatrième — R (à La B.), fracture ouverte du tibia.

Le cinquième — M (de D.), fracture ouverte de l'humérus.

Le sixième — B (St. Arn.), écrasement du pied droit avec fracture du col du fémur (fermée) du même côté.

Sauf celui-ci qui est mort d'une pneumonie, récemment, tous vivent et se servent, plus ou moins, de leur membre.

Cet homme était tombé au milieu de ses chevaux. Il avait été écrasé et *traîné*.

Il portait les blessures suivantes :

Quatre doigts écrasés incomplètement à la main gauche et trois à la main droite; une vaste plaie avec décollement de la face antéro-interne de la cuisse droite ; une fracture à fragments multiples, à grande ouverture, des os de la jambe *gauche* au quart inférieur.

En outre, quand j'ai eu des aides, le lendemain, nous avons trouvé une fracture simple du fémur *gauche* sans hématome et presque sans raccourcissement.

(Quant à l'absence de raccourcissement, les muscles de Th. n'en pouvaient plus. Quant au défaut d'hématome, l'homme avait trop saigné par ailleurs).

J'abrège. Mes notes portent encore à la date du 31 mars : une gouttière de Bonnet.

Dès le 27, sous chloroforme, nous avions pu extraire les principaux fragments isolés et *risquer* une suture osseuse qui *approchait* le fragment inférieur du tibia (long de cinq centimètres en tout) du fragment supérieur après sacrifice de quatre centimètres du péroné (fracturé un peu plus haut).

La contention fut relative. L'immobilisation *ne fut point*.

En décembre je soignais encore Th., ayant enlevé des séquestres les 23 avril, 16 mai et 9 juin.

En 1911, il y avait encore des fistules.

Le raccourcissement final fut de moins de sept centimètres et presque entièrement pris sur le tibia, à l'exclusion du fémur.

En 1913, Th. menait à la charrue et il continue.

J'avais savonné toutes les plaies de cet homme dès le premier jour.

Je rinçais ou non, mais j'avais toujours savonné et les doigts, et la cuisse droite, et la jambe gauche.

Je crois qu'il est impossible de rêver plaies plus souillées que n'étaient celles de Th. le premier jour. J'ai mémoire de mes *fouilles* dans le décollement de la cuisse droite où ma main disparaissait.

J'ai reconnu en ce temps l'obstacle apporté par les poudres parfumées au nettoyage grossier des plaies, et j'y obvié par la substitution des pommades, à la vaseline d'abord, ensuite, l'obstacle vaseline me gênant, de pommades additionnées d'huile miscible au savon (1) qui sera plus tard remplacée par la lanoline.

Si on veut bien considérer que, outre la salissure matérielle de ses plaies, le danger était grand pour cet homme d'une infection par amoindrissement de la résistance générale, par le shok, on concevra que je garde quelque reconnaissance au savon.

Pourtant j'ai connu, dès cette année, la grande limite, la frontière naturelle.

Il y eut tel jour où j'employai seulement de l'eau bouillie, la peau s'irritant; des jours où les pommades furent supprimées. Car la vérité est qu'il faut savoir changer, accepter la notion d'une intolérance à la répétition.

Il y eut aussi des temps d'atonie de telle ou telle plaie, des lenteurs désespérantes.

Maintenant, je suis prévenu. Je sais que c'est précisément à l'heure où la plaie est très belle, *où ce pansement fait si bien*, qu'il faut se tenir prêt à en employer un autre.

A ce titre, je n'ai pas remarqué que la solution de chlorure de magnésium (Delbet) valût mieux que l'eau salée à 30 0/00 et au-dessus.

Si! quand l'eau salée ne donne plus rien et laisse la plaie en état d'atonie, le chlorure de magnésium est un substitut heureux (mais onéreux).

Je formule ainsi la pommade savonnable dérivée de la leçon du maître Just Lucas-Championnière :

```
Salol............................  4 grammes
Lanoline.........................  10   —
```

Alcool q. s. pour dissoudre le salol dans la lanoline,

---

(1) Cette addition d'une huile végétale (pas d'huile de ricin) ou d'une graisse animale aux huile et graisse minérales m'a permis, quand l'automobile est intervenue, de me faire des mains nettes au sortir de la pire panne. Avant le savon et l'eau, oindre *soigneusement* les régions souillées de *cambouis* avec une cuillerée à café d'huile d'olive ou avec un morceau de beurre. Ne laver qu'ensuite, mais à deux eaux.

ajoutez :

> Vaseline....................... 30 grammes
> Essence de thym.............. } ââ II gouttes
> Essence de lavande............ }

m. us. ext.

On remarquera que les essences peuvent être variées, mais qu'il ne faut point augmenter les doses sous peine de voir le pansement devenir douloureux. Une fois de plus, il y a discordance, ici, entre ce qu'on peut désirer de puissance antiseptique et ce que peuvent tolérer nos tissus.

L) Blessés de guerre.

Quand, au commencement de septembre 1914, les premiers blessés arrivèrent aux S., le médecin chef de la place (quoique accablé par cette fonction de chef de bureau à laquelle il était aussi peu préparé... aussi peu apte que possible) put, tout de même, faire quelques pansements.

Il eut, là, le plaisir de baigner des blessés, soit dans de l'eau de baignoire ordinaire, telle que la fournit un chauffe-bain quelconqne, voire même coupée d'eau froide empruntée directement à la canalisation de la ville, soit dans de l'eau de mer réchauffée et nullement aseptisée.

Le blessé était savonné de la tête aux pieds, sa plaie comprise, mise sans hypocrisie à nu dans le bain.

De suites fâcheuses, aucune ne fut observée sur une cinquantaine d'observations. Il est vrai qu'il n'y avait là, dans ce petit coin réservé, aucune plaie osseuse.

Des plaies borgnes, des sétons, de larges déchirures seulement, qui m'arrivèrent après un voyage de trois, quatre, ou cinq jours, sans que le pansement, le premier pansement le plus souvent, eût été remplacé.

Parmi ces plaies borgnes, parmi les sétons aussi, j'ai relevé plusieurs cas d'abcès, à développement rapide, qu'on incisait largement et dans lesquels on trouvait soit des débris de vêtement, soit aussi le projectile.

A quarante-huit heures de l'incision, le blessé prenait alors un second bain, car, en règle générale, je ne disposais que d'un bain par tête : un bain *donné*, un cadeau.

Les médecins, qui ont vécu ces heures d'encombrement, ne se rappellent pas sans angoisse tout ce qui manquait : gaze, ouates, produits chimiques... même l'eau de Javel.

Comme le bain ne constituait qu'un épisode dans la vie de mes blessés et qu'il fallait les panser tout de même, je me suis trouvé bien d'être tout préparé aux extrêmes simplifications, aux substitutions les plus variées aussi. Et, en réalité, utilisant des choses dont les autres ne voulaient pas, je fus un privilégié.

Alors, par exemple, qu'un excellent confrère, extrême simplificateur lui-même, ne pouvait plus se contenter des compresses bouillies, imprégnées d'eau bouillie, parce qu'elles exigent une enveloppe imperméable, je pouvais lâcher mes sétons sur le Remblais (1) leurs plaies recouvertes d'un petit morceau de diachylon, qu'on changeait en rentrant et qu'on jetait au feu.

Un rouleau d'emplâtre de Vigo, trouvé au coin des « abandonnés », suffisait à assurer l'indispensable variété des topiques.

Cela tient en place, sans linge, ni ouate, ni bandage... pour les plaies étroites, et cela, le *diachylon, pompe* les *excreta...* moins bien que le savon.

Pour les plaies larges, les pommades savonnables au contraire du diachylon dont on ne peut jamais se décrasser m'ont rendu les mêmes services qu'elles me rendent dans la clientèle civile.

Mais, aux S., la vaseline elle-même a manqué ; il m'a bien fallu m'ingénier alors. J'ai employé l'axonge et les huiles comestibles, ou l'huile d'amande douce.

Pour deux parties d'axonge, une partie d'huile de noix,

---

(1) C'est le nom du quai qui court tout le long de la plage.

et, dans la formule d'une pommade quelconque, substitution poids pour poids de ce mélange à la vaseline défaillante.

La seule différence est que cela se savonne mieux.

Par tous ces moyens l'acte de panser un blessé est simplifié singulièrement; pour les panseurs, nettement; pour le blessé énormément.

C'est que, en effet, ce blessé ne souffre plus. Le temps si pénible, si énervant à la longue, du décollement des gazes est infiniment moins douloureux : en enlève quelque chose qui ne tient pas, qui ne s'accroche pas et *ça ne fait pas mal*.

Je ne voudrais pas qu'on étendît cette assertion outre mesure : le maniement d'une fracture ouverte est douloureux, indépendamment de l'adhérence des pièces de pansement. Je ne l'ai pas constaté au militaire, mais l'expérience civile suffit en l'espèce.

La doctrine, si elle permet la variation des moyens, y compris l'emploi d'une compresse imprégnée de savon comme il va être dit à la louange d'un autre savonneur, demeure une en ceci que, partant d'une plaie essentiellement malpropre, il nous faut choisir entre : d'une part, la désinfection théorique par les antiseptiques qui lèsent les tissus vivants, d'autre part, le nettoyage vulgaire, la propreté grossière, qu'assure un « euphorique local », ce cytophylactique (comme va dire Ratynshi) le savon.

Avec cet avantage que cette propreté-ci s'étend facilement, *da se*, à tout le corps, ce qui n'est point indifférent.

A titre d'exemples, voici les histoires de deux blessés de guerre :

Obs. III. — Capitaine B., arrivé aux S. le 3 septembre 1914, après un voyage de cinq jours. Fièvre (température 40°2), agitation, énervement extrême, souffre beaucoup d'une large plaie transversale, balle ricochée, qui intéresse la face postérieure de la jambe, juste au bas du mollet; le tendon d'Achille est partiellement sectionné. Le peu qu'on peut voir de la plaie est livide, sali, mais d'aspect sec. L'inquiétude de l'homme est extrême.

Il y a une cause morale qui ne m'est révélée qu'après le départ, demandé à l'oreille, des infirmières bénévoles. Ce malheureux a fait caca et pipi dans sa culotte depuis quarante-huit heures, étant à bout de tout.

Heureusement, il y a aussi, dans la maison bourgeoise que nous occupons, une baignoire et de l'eau chaude.

D'homme à homme les choses s'arrangent, et, ayant enlevé caleçon et culotte, je fourre mon capitaine dans le bain *sans avoir décollé le pansement*... qui va se décoller tout seul dans la première eau.

Je change l'eau après un premier savonnage de tout le corps ; on resavonne... tout.

Je fais sortir la jambe de l'eau et je vois une de ces plaies invraisemblables que nous ne connaissions plus du tout... en juillet 1914.

J'ai dû y regarder à deux fois avant de me résigner à comprendre que cette balle n'a pas coupé en deux les jumeaux dans leur partie la plus charnue : en effet, si la lèvre inférieure était épaisse de deux doigts seulement, la lèvre supérieure était plus épaisse que la masse « éminence thénar augmentée de mes deux métacarpiens au moment où j'écris ». La longueur même de cette plaie était effarante : elle représentait plus que la demi-circonférence d'une jambe normale.

Il fallut bien me résigner : la blessure, siégeant en haut du tendon d'Achille, ne coupait qu'à mi-épaisseur ce tendon.

La masse livide était composée de la peau, du tissu cellulaire, de quelques pelotons graisseux et... c'est tout. C'est tout! sauf un gonflement énorme par infection.

Lymphangites (au pluriel); polyadénite.

Pansement avec la pommade au bicarbonate de soude. De l'eau à boire, une cuillerée à café d'huile de ricin, et sommeil de quinze heures.

Teinture d'iode *diluée* sur les traînées lymphangitiques et sur les ganglions.

Au réveil, ce grand malade est guéri. Son pansement est horriblement sale, mais sa plaie est propre... relativement.

N. B. Je le ferai marcher *avant* cicatrisation, ce qui aura des conséquences diverses, selon que le malade *usera* de la permission, ou qu'il en *abusera*.

Obs. IV. — L'autre cas fut beaucoup plus palpitant que je peux vous dire.

Il s'agit d'un maréchal des logis d'artillerie qui avait une blessure en séton à trajet compliqué. La balle, venue par le travers au moment où le bras droit était tendu en avant, avait pénétré en arrière de l'humérus dans ce bras pour venir sortir sous la clavicule.

Il y avait eu une hémorragie en route par la plaie pectorale.

Nouvelle hémorragie devant moi. Je comprime ! Au hasard d'une tentative, ça s'arrête... ça en a l'air.

Quatre jours après, nouvelle hémorragie.

Il s'agit de lier la sous-clavière ; je ne suis pas de force et j'appelle Chauvel (de Quimper) mobilisé comme *auxiliaire* dans une garnison voisine.

Quoique nous manquions de beaucoup de choses, Chauvel lie. Quoique ça ne saigne plus, nous tamponnons la plaie, gaze à sec.

Au bout de quarante-huit heures, ça pue ; le malade devient fiévreux.

Je regarde, ça ne saigne plus, mais nous n'avions vidé que très incomplètement l'hématome ; cet hématome qui, transmettant la compression, avait, par deux fois, arrêté l'hémorragie.

Il y avait en réalité infiltration dans toutes les couches inter-musculaires traversées, sous le pectoral, dans le bras, sous l'omoplate.

Il m'a fallu quatre jours pour désinfecter et nettoyer de proche en proche, nettoyer les grosses masses et non les infiltrats diffus.

L'eau de Javel en bain local ; l'eau de savon ; l'eau oxygénée de même ! Toutes choses faciles dans le décubitus dorsal puisqu'il n'y avait qu'à verser dans la plaie sous-claviculaire, largement béante. On vidait par épongement avec une compresse.

Le troisième jour, je me préparais à drainer, ayant trouvé un drain, quand tous les signes d'infection disparurent après un suppositoire au savon.

On pansait, pour la nuit seulement, avec des pommades, pendant les jours précédents. Désormais, on fera les pansements de propreté en tant que besoin.

La guérison danger de mort fut ainsi assurée assez vite. La réparation du délabrement prit plus de huit semaines.

Sur ces deux hommes, nous avons pu observer le parallélisme étroit entre l'état général et l'état local.

La figure souriante annonçait, dès la porte, la plaie rose. La plaie propre (à peu près, bien entendu, car ça suinte), avec des bourgeons charnus bien vivants, faisait prévoir la demande... d'un bifteack avec des pommes de terre autour.

Et puis, le pansement qui ne fait pas mal, quand on a mis assez de pommade. La chambre qui ne sent ni la pharmacie... sauf les essences, ni la crasse, puisqu'on lave.

Et puis l'emploi de choses de peu de prix : vieux linges en guise de gaze... et de l'eau et du savon.

Pas de Poupinel, aux S. ! Des cuvettes, un seau à eaux sales et un seau à ordures... *alias* les pièces de pansement qu'on ôte.

Une femme de lessive... et un baigneur, ô luxe !

Ce n'est pas à dire que mes confrères, avec d'autres moyens, qu'il faut savoir en tout cas intercaler opportunément, n'aient pas vu guérir leurs patients.

Malgré l'odeur épouvantable dont il empestait son hôpital et la ville, l'auxiliaire (1) Duclos voyait les plaies guérir par l'éther iodoformé. Ether? très bien ! Iodoforme... il est cytophylactique lui aussi !

Mais combien coûteuses... et rares en octobre 1914 ces deux matières.

Le Gall, avec les compresses bouillies (vieux linges) imbibées d'eau bouillie (dans une casserole) réussissait aussi... à la condition d'avoir du taffetas gommé.

Et d'autres... même avec de la liqueur de Van-Swieten.

Mais je crois bien avoir observé que c'était beaucoup plus long. Plus lente la guérison de l'infection primitive et aussi la guérison définitive, mais surtout la première.

Il est bien évident, le gros intérêt qu'a le blessé à entrer au plus vite dans la période où on n'a plus que « patience à avoir » !

On objectera à ces petits moyens que des chirurgiens habiles, intervenant dès la première heure, ont pu, le couteau et les ciseaux aidant, transformer de vastes délabrements souillés en *plaies aseptiques*, réunies par première intention, avec, et même sans drainage filiforme.

Il faut admirer de tels résultats.

Il faut cependant compter : nous étions quatre un jour que

---

(1) Ce docteur en médecine, comme Chauvel, appartenait au cadre de l'armée auxiliaire. Ce nonobstant, ils avaient reçu le galon de médecin-auxiliaire d'un Directeur qu'avait tenté la confusion de l'adjectif.

On a mis bon ordre, depuis, à cette situation, en les qualifiant Officiers... non sans peine !

nous vinrent 185 blessés... dont une douzaine de malades... des plus divers.

Nous aurions bien pu les savonner tous en quelques heures. Nous aurions pu aussi les emmailloter, voire même baigner les quarante grandes plaies dans la première journée.

Mais, en supposant même que nous ayons été dotés de la compétence indispensable, du bistouri frais et joyeux, combien aurions-nous pu nettoyer de plaies à fond par excisions, grattage, etc... ?

Et puis le chloroforme! et puis les aides! la salle d'opération! les étuves! et les échecs!

J'aime mieux la simplicité qui sauve d'abord la vie : un morceau de savon dans les plaies profondes et anfractueuses ; une compresse grasse sur les autres.

Les morceaux de pantalon ou de chemise sortiront avec le pus que l'hypersécrétion emporte, sans que l'homme pâtisse.

Et puis si l'acte chirurgical s'impose, on a gagné tout le temps nécessaire à la venue de l'homme compétent.

M) PANSEMENTS AU SAVON EN PERMANENCE.

Au cours d'une communication extrêmement intéressante, le Dr RATYNSKI (*Presse médicale*, du 30 novembre 1916, page 540) nous fait connaître une méthode très simple de pansement *non douloureux* par le savon.

Notre confrère, outre ce fait qu'il arrive à changer les pansements sans faire crier le patient, obtient le « maximum de sécurité au moindre prix » par l'emploi de compresses enduites de savon et laissées en permanence sur les plaies.

Il parle de blessures sérieuses. Il exclut les plaies en séton, par balle, les parties molles, les fistules et les incisions suturées, considérées comme peu importantes,

Les compresses savonneuses (stérilisées au Poupinel!) ont mené à bien la guérison de ces plaies plus ou moins délabrées et infectées, dont la guérison ne peut être obtenue que par bourgeonnement : « écrasements, arrachements, arthrites ouvertes, fractures ouvertes, débridements larges, suites opératoires d'amputations ou de résections », toutes choses graves.

La lecture de cet article a réjoui mon vieux cœur de savonneur.

Je ferai cependant quelques réserves.

Je peux, de longue expérience, affirmer au Dr Ratynski que, s'il est utile de faire bouillir l'eau de toute la chirurgie, cela même n'est pas indispensable, dès lors qu'on va savonner : le savon *enlève* et *n'apporte pas*, sauf la restriction des grandes séreuses.

Il est parfaitement inutile de faire bouillir le savon lui-même.

Il en est de même, *a fortiori*, du passage des compresses savonneuses au Poupinel et j'aime beaucoup mieux la simplification qu'il indique quelques lignes plus loin : pour enduire de savon la future compresse à demeure, « frotter vigoureusement la gaze contre un morceau de savon ».

Ensuite notre confrère recouvre d'ouate hydrophile à l'exclusion de tout imperméable. Pour que le suintement provoqué, et toujours abondant, ne vienne pas apparaître à la surface, donnant ainsi une salissure matérielle visible et justement inquiétante, j'enveloppe toujours l'ouate hydrophile de coton cardé et je change (je donne l'ordre de changer) à la première tache.

J'emploie à la vérité le savon lavage et la pommade savonnable comme pansement permanent, sinon la pommade-savon au bicarbonate de soude, et je n'ai pas employé la compresse savonneuse, mais cela doit se ressembler terriblement (1).

Ai-je ainsi le droit de ne pas admettre l'interprétation

---

(1) Mars 1917. Je l'ai employée depuis : succès, mais à la condition de ne pas persister trop longtemps, comme il est dit plus loin.

physiologique de notre confrère, qui voit, dans l'efflux abondant, le résultat d'une transformation chimique du pus ?

Je crois bien que oui. S'il hésite à admettre que le liquide visqueux, gluant, filant est l'indice d'une suractivation des tissus vivants, je l'attends au premier coryza.

La nuance est d'ailleurs mince. La plus grosse partie du pus n'est point de cadavres de microbes et de cellules mortifiées ; elle est précisément de ce liquide visqueux destiné à expulser le tout, et venu surtout de ces cellules : les unes surexcitées à en mourir, les autres seulement assez pour vaincre... tels les peuples qu'on attaque et qui se défendent, ont leurs morts, mais aussi leurs blessés, mais en outre nombre d'indemnes qui peinent certes, mais qui gardent la place.

Dans la bataille, les cellules crachent. Elles crachent mieux quand on les aide.

Ce que fait le savon.

Un autre point m'arrête. Il semble, à lire le Dr Ratynski, qu'on puisse éternellement panser une plaie avec du savon. Cette supposition m'étonne. Dans les grands délabrements que j'ai vus, c'était au civil à la vérité, toujours est venu un moment où il fallait changer : le blessé souffrait, ou bien le médecin ne voyait plus aucun progrès (1).

Il y a mieux : il y a des épidermes exaspérants (2) avec lesquels il faut compter dès le deuxième jour. Il y a aussi des tissus dénudés qui se fatiguent vite, en présence desquels j'ai dû espacer les lavages à l'eau de savon, comme j'ai dit.

Quoi qu'il en soit, la compresse savonneuse est simple, commode et efficace. Je viens de l'employer par-dessus trois drainages filiformes coup sur coup et j'en ai été fort satisfait.

---

(1) (2) Réflexions maintenues après usage sur de grandes plaies infectées, d'origine accidentelle (mai 1917).

N) Les brulures.

Dans la si intéressante communication du D͏ʳ Ratynski il est encore un point qui m'a surpris.

C'est quand il parle des brûlures dont il a pu suivre la guérison jusqu'au bout sous la compresse savonneuse.

Ma première objection n'est, sans doute, pas valable dans son cas.

Elle me vient d'essais que je considère comme fâcheux : le contact de l'eau de savon avec les brûlures *récentes* est extrêmement douloureux. Le D͏ʳ Ratynski ne parlant pas de *brûlures récentes*, je m'incline.

Mais il y a les vieilles brûlures qu'on ne sait comment panser sans faire saigner à chaque pansement et dont la guérison se fait éternellement attendre.

Par exemple, j'ai mis *un an*, à Forges-les-Bains, à finir de guérir les plaies de la cuisse d'un gamin brûlé *trois ans* avant son entrée.

Les zones rebelles m'ayant paru souffrir du *sciage*, par les bandes, j'avais pourtant commencé par le munir de caleçons, auxquels on cousait une compresse enduite de pommade et la lame d'ouate interposée.

On changeait les pommades ; chaque formule nouvelle donnait quelque espoir, mais bientôt la cicatrisation s'arrêtait (1).

En vain, nous utilisâmes le soleil à la belle saison. Chaque nouvelle série d'ensoleillement donnait quelque espoir encore.

Pommade comme compresse humide (sous imperméable) ; peroxyde de zinc comme borate de soude : glycérine picriquée comme... etc., au bout de quelques jours, la plaie redevenait lisse et atone et reprenait quelque terrain sur l'épidermisation récemment acquise.

---

(1) Février-mars 1917. Réserve maintenue après emploi des compresses savonneuses pour un brûlé.

En fin de compte, nous nous résignâmes à ne faire que changer le caleçon sali sans interposer aucun pansement.

La plaie a fini par guérir *à peu près* complètement.

Au point de vue où je me suis placé de l'usage du **savon** en général, on peut retenir qu'il faut se méfier du **savon** dans le traitement des brûlures récentes.

L'ambrine, sinon la paraffine simple, la stéarine aussi, font aussi bien que possible, mais leur action s'use **aussi**.

Que ces produits permettent d'aller jusqu'au bout et d'obtenir la cicatrisation totale sans que la nécessité d'un changement intervienne, il ne m'appartient pas de discuter autrement que pour dire : « Ce n'est pas ce que j'ai vu ! »

COMMUNICATIONS D'UN LECTEUR

1º Un lecteur aimable m'écrit avoir reçu, en *mil huit cent soixante-huit*, le conseil du savonnage après tout coït suspect. Le curieux est que ce conseil venait d'un ancien étudiant, depuis pharmacien de 1ʳᵉ classe, qui l'avait reçu lui-même d'un des savants qui fréquentaient au laboratoire de la pharmacie Pelletier, rue Jacob, au moment où lui-même en était le chef, vers 1832.

2º On lit dans la *Presse médicale*, page 503 (1917) :

D'après le *Journ. of the Amer. med. Assoc.* (t. LXVIII, nº 13, 31 mars 1917, page 973), le Dʳ Mathew Reasoner, pour expliquer la rareté du chancre syphilitique secondaire à une coupure de rasoir, a étudié l'action du savon, en solution liquide, sur le spirochæte pâle. Il résulte de cette étude que le savon tue assez rapidement le pathogène, à la double condition qu'il y ait contact et que la solution de savon ne soit ni solidifiable, ni trop diluée.

3º D'une étude faite au Laboratoire du Conseil supérieur d'Hygiène par M. Ed. Boujean et publiée dans la *Revue d'Hygiène* (1917, nº 2, p. 111 et *seq.* ; *Société de méd. publique*) il résulte que l'action bienfaisante du savon sur les plaies est due beaucoup plus à l'osmose provoquée qu'à la puissance bactéricide.

CONCLUSIONS

J'aurais dû intituler ces dernières lignes : résumé.

Le savon doit être exclu des efforts de nettoyages qui portent sur la vessie, y compris les infiltrations urineuses ;

Le péritoine, la plèvre ;

Les plaies opératoires en milieu aseptique ;

Les brûlures récentes.

Pour les engelures, les gelures et les gangrènes, les solutions acides sont préférables au début.

Au contraire, tant comme agent de lavage que comme topique, il fait merveille dans toute la chirurgie en milieu septique : *abcès chauds* et *plaies souillées* bénéficient à l'envie de son usage sous toutes les formes.

Si l'on emploie des pommades pour le pansement permanent, il faut avoir grand soin de les formuler de telle sorte qu'elles soient miscibles au savon.

L'ensemble *pommades savonnables et lavage au savon* constitue une ressource précieuse pour le médecin isolé ou mal aidé qui se trouve dans la nécessité de faire un peu de chirurgie.

J'entends : celui qui fait le raccommodage et ne travaille pas dans le neuf.

Dr J. C.

Paris. — Imp. Levé, rue Cassette 17.